NICHT abgenommen hast du schon!

Intervallfasten funktioniert wirklich

*Kein Kalorien zählen,
Kein Verzicht,
Jetzt gesund Fett verbrennen und erfolgreich
abnehmen*

Aurora Lorenz

Vorwort

Du willst abnehmen und hast dabei keine Lust auf Diäten oder einseitige Ernährung? Mit Intervallfasten hast Du eine gute Lebensweise an der Hand, die Dir viele Freiheiten erlaubt. Fasten – dies ist ein Begriff, der bis in die Zeiten der alten Mönche zurückreicht.

Schon damals wurde nach der Faschingszeit bis zum Osterfest gefastet. Sind wir Menschen in der heutigen Welt des Wohlstandes überhaupt noch fähig, Verzicht zu üben? Dabei ist Verzicht ein enormer Gewinn für unsere Menschheit. Warum?

Viele von uns wissen das Gute nicht mehr zu schätzen, weil wir in unserer schnelllebigen Zeit im Überfluss leben. Wir futtern aus Frust, stopfen nicht nur zur Weihnachtszeit Unmengen an Süßigkeiten in uns, um danach wieder mit einseitigen Diäten schnell die Pfunde purzeln zu lassen. Ist das wirklich gesund?

Mit Intervallfasten gebe ich Dir in diesem Buch ein paar gute Ideen an die Hand, die nicht nur mit der Reduzierung Deines Gewichtes zu tun haben. Vielmehr heißt fasten: Freue Dich auf eine Mahlzeit, weil Du lange Zeit im Vorfeld nur sehr wenig gegessen hast. So lernen wir wieder, mit Hunger und Spaß zu essen. Wir erleben dadurch wieder, was es heißt, eine satt machende Mahlzeit mit Besonnenheit zu genießen.

Hast Du die Nase voll von Kohlsuppen-Diäten oder der Ananas-Kur à la Hollywood? Diese Diäten erlauben Dir oft nur einseitiges Food, das zwar recht gesund sein soll, das Dir aber vermutlich auf Dauer ziemlich auf die Nerven geht. Wer will schon in der Nacht vom Kohlkopf

träumen, weil er eine Woche lang nur Kohlsuppe essen
darf?

Nein – mit Intervallfasten hast Du es nicht nötig, auf das
leckere Stück Apfelkuchen oder den Schweinebraten am
Sonntag bei der Mutti zu verzichten. Essen bedeutet
Genuss – genau diesen erlebst Du sehr intensiv beim
Fasten in Intervallen.

Wie kannst Du es dann jedoch schaffen, dennoch an
Gewicht zu verlieren? Ich verrate Dir Details in meinem
Buch. Natürlich verspreche ich Dir jetzt nicht, dass Du
ganze zwei Kilo in einer Woche verlieren wirst – vielmehr
zeigt Intervallfasten, dass Du auf gesunde Art die
Gewichtsreduktion so steuern kannst, dass Du dennoch
leckeres Food genießen darfst und die Fastenkur beliebig
lange verlängern kannst. Ist genau diese anpassungsfähige
Diät die richtige Ernährungsform auch für Dich?

In meinem Buch erfährst Du viele Details zu diesem
Thema.
Viel Vergnügen mit Intervallfasten und den Rezepten

Deine Aurora Lorenz

NICHT abgenommen hast Du schon

Aurora Lorenz

INHALTSVERZEICHNIS

EINLEITUNG

Nichts wird in unserer schnelllebigen Zeit so sehr gehypt, wie gesunde Ernährung, die noch dazu schlank machen soll. Kann man beim Essen wirklich schlank werden? Ja – doch dazu sind oftmals einseitige Diäten notwendig, die alles andere als gesund auf Dauer sind. Die Idee des Fastens in verschiedenen Intervallen ist anders – Du musst Dich dabei nicht an lästige Verbote halten, sondern darfst vielmehr das genießen, was Du auch sonst gerne in Deinem Alltag isst. Was spricht dagegen, sich dennoch mit gesunder Ernährung zu beschäftigen? Gute Ernährung hat mit Schlemmen zu tun – Genuss kann bestens mit Vital-Food im Einklang miteinander verschmelzen.

In meinem Buch liefere ich Dir zu diesem Thema viele wichtige Ideen. Schließlich möchtest auch Du sicher nicht nach einer bestimmten Diät dem so berühmten und gehassten Jo-Jo-Effekt verfallen, oder? Wer will schon immer Kalorienzählen – Fasten funktioniert komplett anders.

Genau deshalb ist gerade Intervallfasten immer eine Option in Deinem Leben, wenn Du nach Festen und ausgiebigen Mahlzeiten diese üppig gestalteten Tage wieder ausgleichen willst. Fasten ist keine moderne „Challenge" einer Diät, die gerade voll und ganz im Trend der Zeit liegt und Deine Darmflora aktivieren soll –

Nein: Fasten reicht weit in die Geschichte der katholischen Kirche zurück. Die Fastenzeit hat mit Besinnung und Entschleunigen zu tun. Ist es nicht schön, wenn der Effekt beim Essen uns Menschen gleichzeitig 1-2 Gänge zurückschalten lässt?

Ich beschreibe Dir, Schritt für Schritt in meinem Buch, wie Du durch das Fasten selbst Deine Seele und Deinen Körper bereichern kannst. Fasten ist viel mehr als der Reduzierung des Gewichtes hinterher zu hecheln.

In meinem Buch stelle ich Dir jetzt verschiedene Methoden vor, wie Du durch den Fasten-Rhythmus, der genau zu Dir und zu Deiner Persönlichkeit passt, ein paar Kilos verlieren wirst und vor allem zu einem nie gekannten Körpergefühl gelangen kannst. Neugierig, was auch Dir Intervallfasten alles zu bieten hat?

VERSCHIEDENE DIÄTEN, WELCHE PASST AM BESTEN?

Es gibt die Low-Carb-Diät, die die letzten Monate in allen Medien zu finden war. Daneben finden wir in vielen Büchern die ketogene Ernährung – die „Hard-Core-Variante" von Low Carb. Bei diesen Diäten verzichtest Du weitgehend auf jede Form von Kohlenhydraten. Das heißt im Klartext: Keine Nudeln, kein Brot, so gut wie keinen Einfachzucker und keine Kartoffeln.
Dabei sind Kohlenhydrate eigentlich der Nährstoff Nummer eins, den wir zu 55 % von der täglichen Nährstoffaufnahme zu uns nehmen sollten. Ich frage Dich jetzt: Kann es gesund sein, wenn wir uns nur in Form von Eiweiß und Fett ernähren sollen? Kohlenhydrate sorgen schließlich für ein angenehmes Sättigungsgefühl in unserem Körper.

Genau das hilft uns dabei, nicht schnell wieder Hunger zu verspüren und mehr zu essen, als wir sollten. In meinen Augen ist es zwar trendy, auf Kohlenhydrate weitgehend zu verzichten, aber auf Dauer entspricht dies alles andere als einer gesunden Lebensweise.

Dann gibt es noch die Diät, die sich nur auf bestimmte Lebensmittel beschränkt. Wir finden die Ananas-Kur, die Fleischfresser-Diät (der neueste Trend aus den USA, die Carnivore Diät), die Eier-Diät oder die Gemüse-Fastenkur, bei der Paprikaschoten, Tomaten und Weißkohl die Oberhand gewinnen.

Es gibt sogar die Eiscreme-Diät, die im Sommer vor allem bei Kindern beliebt ist, da unsere kleinen Lieblinge so viel Eis futtern dürfen, wie es ihr Kinderherz begehrt.
Es gibt die Kartoffel-Diät, an der Du Dich mit 2 kg Kartoffeln pro Tag so richtig schön satt essen darfst. Ich frage Dich jetzt bei all diesen Diätformen: Macht es Spaß, den ganzen Tag das gleiche an Lebensmitteln zu essen?

Zugegeben: Ich persönlich liebe Ananas und Obst. Doch nach einer ganzen Ananas will ich lieber etwas würziges, deftiges an Nahrung genießen und nicht am Abend erneut die fruchtige Ananas in mich stopfen. Wer kann schon mit Kohl und Paprika auf Dauer glücklich werden? Kein Mensch liebt es, nur Gemüse zu futtern, das Blähungen und Magenbeschwerden verursachen kann. Früher oder später können wir bei jeder Mono-Diät eines nicht mehr sehen: Das Lebensmittel, das wir ausschließlich zu uns nehmen dürfen!

Ist es nicht menschlich und mehr als normal, wenn wir früher oder später in Heißhunger-Attacken unseren Frust loswerden wollen? Damit ist der Jo-Jo-Effekt regelrecht vorprogrammiert – jede Diät ist somit kontraproduktiv.

Die Idee des Fastens ist anders. Du isst dabei grundsätzlich alles, nur nicht immer dann, wenn wir Menschen es möchten. In bestimmten Rhythmen isst Du ganz normal, dann gibt es Auszeiten vom Essen, in denen Du Dich ganz anderen Dingen zuwenden darfst.

In meinen Augen steht unumstritten fest: Einseitige Diäten sind ungesund! Wir Menschen sollten im Grundsatz alles essen dürfen, was unser Herz begehrt. Dabei gebe ich Dir folgende Grundsatzregel mit, die Du immer im Leben einhalten kannst:

Ernähre Dich in folgender Zusammensetzung von Nährstoffen:

55 % Kohlenhydraten
30% Fett
15 % Eiweiß

Schon alleine daran erkennst Du, dass es weder sinnvoll ist, ganz auf Fett zu verzichten, noch dass es schlau wäre, Kohlenhydrate vom Speiseplan zu streichen. Schon zu Steinzeiten aßen die Menschen Beeren, Pflanzen und Tiere. Was also soll es bringen, wenn wir aus einer Diät-Laune heraus vegan leben oder ganz auf leckere Milchprodukte oder Kaffee verzichten sollen?

Jede Diät ist nur so gut, wie wir Menschen sie durchhalten können. Bitte denke immer daran: Eine Diät muss für Dich alltagstauglich sein, damit Du damit Erfolge generieren wirst. Das motiviert – alles andere mündet im Frust. Vielleicht hast ja auch Du schon einige einseitige Diäten hinter Dir. Schluss damit!

Welche Grundsätze will ich Dir noch für eine gesunde Lebensweise mitgeben, die absolut im Sinne von Intervallfasten ist? Folgenden Kaloriengehalt weisen die Nährstoffe in unseren Lebensmitteln auf:

1 g Eiweiß:	**4,1 kcal**
1 g Kohlenhydrat:	**4,1 kcal**
1 g Fett:	**9,3 kcal**
1 g Alkohol/Äthanol:	**7,1 kcal**

Du siehst also: Auch (ja, gerade!) Alkohol hat eine nicht unerheblichen Kalorienanteil. In diesem

Buch spreche im übrigens ausschließlich über Kalorien, da sich diese Ausdrucksweise gegenüber Kilo-Joule längst gesellschaftlich durchgesetzt hat. Man sieht also schon längst an dieser Aufstellung:

Durch den Verzicht von Alkohol kannst Du jede Mengen an unnützen Kalorien einsparen.

Dennoch gebe ich Dir in diesem Buch keine Verbote an die Hand – wer das Glas trockenen Weißwein am Abend genießen will, der sollte es mit Sinn und Verstand trinken. Intervallfasten verbietet diese Lebensweise nicht. Fasten sollte mit Genuss und nicht nur mit Verzicht zu tun haben. Genau deshalb ist Fasten in Intervallen in meinen Augen der Schlüssel zu Erfolg, um auf Dauer schlank und vital durchs Leben zu marschieren.

Tipp:
Ein Hauptpunkt vom Intervallfasten ist es, mit Genuss und Freude zu essen. Wer sich mit verboten bei Diäten selbst geißelt, wird auf Dauer nicht gesund und mit Lebensfreude sein Leben meistern. Außerdem sind Mono-Ernährungen auf Dauer nicht ohne Probleme und Risiken in Bezug auf Mangelernährung möglich. Wetten, mit Intervallfasten hast Du diese Probleme nicht?

ÜBER GESUNDE ERNÄHRUNG UND DIE IDEE VOM FASTEN

Im 1. Kapitel habe ich Dir bereits erläutert, dass eine gesunde Lebensweise nichts, aber auch gar nichts mit einseitigen Diäten zu tun hat. Bei vielen Diäten verlieren die Menschen lediglich Wasser, keinesfalls wird den Fettpolstern der Kampf angesagt. Was nützt es, bei reiner Suppenkost zwar viele Kilos zu verlieren, aber keinesfalls die Fettreserven losgeworden zu sein?

Gerade schnelle Diäten, die eine Mono-Ernährung repräsentieren, lassen Dich sehr viel Wasser verlieren. Der Nachteil daran ist: Das Gewicht ist schnell verloren, jedoch im Anschluss auch schnell wieder gewonnen. Was die Waage anzeigt ist also keinesfalls ein dauerhafter Erfolg der Gewichtsreduktion. Diäten, die im Strohfeuer enden?

Somit bringen Diäten, die Kohlenhydrate oder tierische Fette gänzlich vermeiden sollen, nur kurzfristige Erfolge. Im Anschluss nimmst Du schnell wieder zu, wenn Du Dich halbwegs normal ernährst – der Frust ist groß, wenn Du nach der Diät, bei der Du 3 Kilo verloren hast, 3-5 Kilo innerhalb 2 Wochen wieder mehr auf den Rippen vorzuweisen hast. All das ist – um es klar und deutlich zu formulieren – eine komplette Fehlernährung, die den Frust vorprogrammiert.

Fasten hingegen funktioniert komplett anders: Du isst grundsätzlich alles, was Dir schmeckt und das in der Menge, die Dir bekömmlich erscheint und natürlich sinnvoll ist. An bestimmten Tagen oder zu bestimmten Zeiten hingegen fastest Du und nimmst ausschließlich Getränke zu Dir. Während der Fasten-Tage musst Du Dich nicht mit aufwendigen Rezepten oder einem genauen Ernährungsplan beschäftigen.

Schon zu allen Zeiten gab es das Fasten. Denken wir zurück an die Steinzeit, in der Jäger und Sammler schließlich nicht immer Vorräte hatten, an denen sie sich stets bedienen durften. Es wurde dann gejagt und gesammelt, wenn die Menschen Hunger hatten. Wurde das Wild oder der Vogel gesucht, um diese Tiere zu erlegen (nur dann gab es zu damaligen Zeiten etwas zu essen) war das Tier nicht immer sofort zum Töten und damit zum Verzehr vorhanden.

Zwangsläufig wurde gefastet – es gab einfach nichts zu essen! Dann gab es hingegen Zeiten, in denen das große Wildschwein oder der Elch erlegt wurde – über dem Feuer wurde das Fleisch gebraten und mit Genuss gegessen. Von diesen Reserven konnten die Menschen der Steinzeit dann wieder einige Stunden oder gar Tage leben.

Die damaligen Menschen, die in der Natur lebten, freuten sich an einer Mahlzeit, genossen diese mit Hingabe in der weisen Voraussicht, dass lange Fastenzeiten in Zukunft wieder (wie gewohnt) ohne Probleme überbrückt werden konnten. Ohne dass es den Menschen damals bewusst war, wurde folgender Lerneffekt erzielt:

„Esse, wenn Du Hunger verspürst, lebe einige Tage auch einmal ohne feste Nahrung und lerne dann die Dinge zu schätzen, die das Leben sonst so bietet. Essen aus einem Hungergefühl heraus bedeutet ein großes Stück Lebensfreude in sich zu spüren!"

Auch aus der christlichen Religion kennen wir seit vielen, vielen Jahren die traditionelle Fastenzeit. Was beherzigen viele Katholiken? Sie essen an Aschermittwoch und Karfreitag kein Fleisch und verzichten auf Genussmittel jeglicher Art.
In der Zeit von Ende der Fastnacht bis zum Beginn der Osterzeit wird bedachtsam gelebt und spartanisch in Sachen Lebensmittel konsumiert. Das heißt in meinen Augen ebenso: Es kann in der heutigen Zeit durchaus einmal auf Alkohol, Nikotin oder auch auf das Smartphone verzichtet

werden. Fasten bedeutet Verzicht – erst dann erfreuen wir uns wieder an den Dingen, wenn wir sie eine ganze Zeit lang einmal nicht konsumieren. In meinen Augen heißt also Fasten auch – Rückbesinnung, in seine innere Mitte zu gelangen, sich selbst psychisch und physisch zu entschleunigen.

Warum müssen wir immer alles im Überfluss dann vorfinden, wenn wir das Bedürfnis danach haben? Unser dauerhafter Wohlstand macht uns unzufrieden und krank. Bewusste Fastenzeiten lernen uns Menschen wieder, zurück zum Ursprung der Natur und des Lebens zu gelangen.

Nicht nur vom Christentum aus betrachtet, kennen wir die Fastenzeit mit Lebens- und Genussmitteln. Kennst Du den Fastenmonat Ramadan der Muslime? Im heiligen Fastenmonat dieser Religion wird ein ganz ähnlicher Gedanke verfolgt: Während der Sonnenstunden darf nichts gegessen und getrunken werden. Erst nach Sonnenuntergang darf in vollem Maße gegessen und getrunken werden.
Während der „belastungsfreien" Stunden ohne Nahrung wird inne gekehrt und gebetet – zu diesen Zeiten schließlich sind Muslime frei und können sich voll und ganz auf das Wesentliche besinnen.

Die Gedanken des Fastens sind also alles andere als neu – genau diese These gefällt mir sehr gut im Erfolgsmodell des Fastens in Intervallen. Dass Du dabei mühelos das ein oder andere Kilogramm verlieren kannst, versteht sich von selbst. Ich bringe es für Dich noch einmal auf den Punkt: Intervallfasten bedeutet, dass Du zu bestimmten, festgelegten Zeiten im Grundsatz nicht isst. An diesen Zeiten nimmst Du ausschließlich die richtigen Getränke oder allenfalls wenig leichte Kost zu Dir.

An den anderen Zeiten, in denen Du essen und schlemmen darfst, änderst Du nichts an Deinen Ernährungsgewohnheiten. Du musst somit nicht mit aufwendigen Rezepten, Verboten oder einem nicht schmeckenden Salat leben, den andere Diäten vorgeben.

Allerdings empfehle ich Dir hierbei sehr klar und deutlich: Bitte esse an den Tagen, an denen Du essen darfst, dennoch mit Sinn und Verstand. Gerade wenn Du abnehmen willst, solltest Du stets Deinen Kalorien-Haushalt im Griff behalten. Wie mag das funktionieren?

Ein konkretes Beispiel über den Kalorienverbrauch eines durchschnittlichen Menschen:

Eine 35 jährige Frau verbraucht bei leichter körperlicher Tätigkeit am Tag durchschnittlich 2.200 Kalorien. Diese Frau will abnehmen und praktiziert zu diesem Zweck das 1-1 Intervallfasten (genaue Erklärung erfolgt im 6. Kapitel. Kurzform: Ein Tag wird gefastet, ein Tag wir gegessen).

Wenn die besagte Dame also an den Esstagen jeweils ca. 2.200 Kalorien zu sich nimmt und am Fastentag im Durchschnitt deutlich unter 800 Kalorien, wird sie sicherlich auf Dauer an Gewicht verlieren. Die gesamte Kalorienzufuhr über ein paar Wochen betrachtet ist schließlich geringer als der Nährstoffbedarf dieser Person im Beispiel.

Wenn die gleiche Frau jedoch an den Esstagen total unvernünftig nur Torten, Pizza, viele süße Softdrinks und anderes ungesundes Food in sich stopft und dadurch am Tag 6.000 Kalorien oder mehr (ja: das ist möglich) an den Esstagen zu sich nimmt, wird sie, trotz Fastentagen, im Durchschnitt an Gewicht zulegen. Es kommt also immer auf die gesamte Kalorienzufuhr an, die entscheidet, ob Du zu- oder abnimmst.
Bitte behalte deshalb beim Intervallfasten stets das Maß im Auge – iss gesund und vernünftig.

Nur so wirst Du in der Summe beim Intervallfasten gesund und vernünftig abnehmen, ohne auf Genuss zu verzichten.

Doch – sind wir einmal ehrlich gegenüber sich selbst: Wem schmeckt schon die ganze Familienpackung Eiscreme, die wir aus Frust in uns schlingen? 2 Kugeln Eiscreme hingegen bedeuten Genuss pur!

Gesunde Ernährung – wie kannst Du diese in Deinem Sinne vernünftig praktizieren? In meinem Buch erfährst Du alles zu diesem Thema. Auch an den Fastentagen ist es sinnvoll, gute Getränke zu Dir zu nehmen. Mehr dazu erfährst Du Schritt für Schritt in meinem Buch.

Bitte behalte stets eine gesunde Ernährungsform bei – diese verzeiht Dir auch kleine und auch einmal „größere" Sünden wie eine Partynacht mit Alkohol, das große Stück Torte bei dem Geburtstagsfest oder die Pizza in XXL beim Italiener, die Du so gerne hin und wieder genießt. Ich sage nur – in der Dosis liegt das Glück.
Alles was Du mit Sinn und Verstand und mit der Hilfe von Intervallfasten wieder selbst ausgleichst (das machst Du ganz automatisch, wenn Du lernst, auf Deinen Körper und Dein Hungergefühl zu hören) ist erlaubt. Wetten, so wirst auch Du mit Intervallfasten Deinen ganz persönlichen Rhythmus finden, ohne auf Genuss zu verzichten?

Taste Dich langsam an das Thema Intervallfasten heran. Ich bin mir sicher: Auch Du entdeckst für Dich die richtige Lebensweise, damit Du auf leckere Gerichte, die für Dich Genuss pur bedeuten, nicht verzichten musst. Beim Intervallfasten gibt es keinerlei Verbote - welche Diät kann diesen Vorteil schon vorbringen?

Du darfst alles essen, was Dein Herz begehrt, was Dir jedoch auch als sinnvoll erscheint. An den Fastentagen gleichst Du diese Kalorienaufnahme einfach wieder aus. Dein Stoffwechsel stellt sich immer wieder um, was die Aktivität Deiner Organfunktionen auf natürliche Art und Weise ankurbelt. Die Idee vom Fasten ist also nicht neu – entdecke diese für Dich so, damit auch Dir das Fasten Freude macht und das ein oder andere Kilo dabei schmelzen wird.

Ich stelle Dir nun genau verschiedene Methoden vom Fasten in Intervallen vor. Neugierig – welche Methode für Dich die richtige ist?

FÜR EINSTEIGER FASTE TÄGLICH   12 STUNDEN

Mit dieser Methode fällt der Einstieg ins Thema Intervallfasten vielen Menschen sehr leicht. Ich persönlich stelle mir dabei immer gerne leicht gangbare Schritte vor. Rom wurde schließlich auch nicht an einem einzigen Tag erschaffen, oder? Genau deshalb möchte ich Dich gerne langsam, Schritt für Schritt an das Thema Intervallfasten heranführen.

Für Einsteiger in Sachen Fasten und Diät eignet sich deshalb die 12-Stunden Methode. Wie der Name schon sagt, darfst Du an 12 Stunden am Tag nichts essen. Diese Art zu leben, praktizieren wir oft schon ganz automatisch, wenn wir ausgewogen und ausreichend schlafen.

Schließlich sollte jeder normale Mensch ca. 8 Stunden am Tag schlafen, 2 Stunden vor dem Zubettgehen dabei keine Speise mehr zu sich nehmen. Das entlastet den Magen, gerade in der Nacht sollte unsere Körper nicht mit unnötig schwerer Verdauungsarbeit zu tun haben.

Mit der 12-Stunden Regel kommen Menschen am Anfang des Intervallfastens sehr gut zurecht. Bitte achte auch Du einmal sehr bewusst darauf, zum Beispiel ab 18 Uhr nichts mehr zu essen und erst am Morgen um 7 oder 8 Uhr des darauffolgenden Tages wieder mit dem Frühstück den Tag gut zu beginnen. Doch was passiert dabei in Deinem Körper, wenn Du ihm für einen gewissen Zeitraum „Ruhe von Essen" gönnst?

Dein Körper kann sich jetzt auf die Verarbeitung der Nahrung einstellen. Dabei werden alle Speisen, die Du zu der Essenszeit von 12 Stunden Deinem Körper zugeführt hast, im Magen und Darm verarbeitet.

Es gilt hierbei: Je leichter verdaulich die Kost ist, die Du zu Dir nimmst, je mehr Tee und Wasser Du während des ganzen Tages konsumierst, desto besser funktioniert Dein Stoffwechsel. Das hilft Dir beim Abnehmen. Genau deshalb ist gesunder Schlaf auch so wichtig, wenn Du an Gewicht verlieren willst.

Dadurch wird Deinem Körper jegliche Verwertung und Verarbeitung Deiner Nahrung sehr leicht gemacht. In Folge läuft Dein Stoffwechsel auf Hochtouren, Du verbrennst dabei effektiv Kalorien, was zwangsläufig Schritt für Schritt zur Gewichtsreduktion führt.

Tipp:
Beginne mit der Therapie des Intervallfastens mit der 12-Stunden Methode. Mit dieser Regelung fällt Dir der Einstieg in später ausgebautes Intervallfasten sicher leicht. Du solltest mit dieser speziellen Fasten-Regel jedoch beachten, dass Du die übrigen 12 Stunden des Tages, in denen Du essen darfst, Dich ausgewogen und gesund ernährst. Wie mag Dir das sehr leicht gelingen? In meinen Rezeptvorschlägen findest Du sicherlich gute Ideen zu leckeren Gerichten, die für Dich Genuss pur bedeuten. Neugierig?

DIE 5-2 METHODE, LEICHT DURCHZUFÜHREN

Wenn Du Dich mit der 12-Stunden Regel selbst langsam an das Thema Intervallfasten herangewagt hast, kannst Du sehr gerne den nächsten Schritt gehen. Die 5-2 Methode hat folgende Theorie: An 5 Tagen in der Woche isst Du wie gewohnt Deine Speisen, an 2 Tagen wird gefastet. Dabei liegt es auf der Hand, dass ich Dir jetzt einmal näher erläutere, was genau Du an den Fasten-Tagen zu Dir nehmen darfst.

Schließlich ist „Hungern auf Teufel komm raus" ganz ohne Lebensmittel sicher nicht gesund. Was ist also wichtig an den Fastentagen, damit Du diese gut durchhältst?

Hier meine bewährten Regeln:

***Trinke an den Fastentagen**, soviel gut verträgliches Wasser, wie Du willst. Ich empfehle Dir hierbei wohltemperiertes Wasser ohne Kohlensäure

***Du liebst Kräutertees? Sehr gut** – Kräutertees helfen Dir dabei, gut zu entschlacken und zu entgiften. Nicht umsonst ist Brennnesseltee oder der Tee aus Löwenzahnblättern ideal, wenn Du die Gewichtsreduktion auf natürliche Art und Weise unterstützen willst.

***Gemüsebrühen als Suppe zum Trinken** sind in unbeschränkter Menge an den Fasten-Tagen erlaubt. Ich stelle Dir zu diesem Thema hier gleich einmal ein beliebtes Rezept von meiner Großmutter vor. Natürlich können alle Menschen, die wenig Zeit zum Kochen aufwenden möchten, auch die gekörnte Gemüsebrühe aus dem Supermarkt verwenden.

***Du erkennst, dass Du an den Fastentagen** etwas Energie und Power benötigst? Leichte Gemüse-Säfte oder Obstsäfte ohne Zucker sind erlaubt. Bitte achte dabei, dass Du Fruchtsäfte als Saftschorle mit Wasser verdünnt trinken solltest. Das spart nicht nur Kalorien, sondern ist auch sehr gut für Deine Verbrennung.

*__Wenn Du willst, kannst Du__ einen Teelöffel Honig oder wertvolles Leinöl in Deine Getränke mischen. Das sorgt für einen vollmundigen Geschmack und Dein Körper wird mit wenig, aber dafür mit sehr gesunder Energie versorgt.

*__Wie sieht es in Sachen Alkohol__ an den Fastentagen aus? Bitte achte vor allem bei den Getränken darauf, dass Du keinerlei Alkohol oder ungesunder Getränke wie Energy-Drinks, Milchshakes, Cocktails und Co konsumierst.

*__Du verspürst doch einmal Hunger__ oder willst Dich vor dem Sport mit ein wenig Energie versorgen? Ein geriebener Apfel ist erlaubt, wenn Du unterwegs bist, darfst Du auch einmal eine Trockenfrucht (zum Beispiel Aprikose oder Pflaume) genießen. Bitte halte es jedoch sehr in Maßen, welche Speisen Du an den Fastentagen zu Dir nimmst. Je besser Du die Fastentage durchhältst, desto erfolgreicher wird der Effekt für Dich ausfallen. Das macht sich natürlich auch auf der Wage früher oder später bemerkbar.

Nun für Dich mein Rezept von Oma's Gemüsebrühe:

Brühe für ein 3-4 Fastentage:

Zutaten:

*4 kg   gemischtes Gemüse nach Wahl wie Karotten, Fenchel, Sellerie, Lauch, Zwiebeln, Petersilienwurzeln, Brokkoli, Paprika, rote Beete, Süßkartoffeln, Kürbis, Kohl oder jede Art von Gemüse der Saison, das Dir schmeckt.
*6 Liter   Wasser
*Gewürze und Kräuter:
*Petersilie, frischer Schnittlauch, Löwenzahn, Kreuzkümmel, Pfefferkörner, frisches Meersalz, Koriander, Lorbeerblätter, Liebstöckel, Fenchel oder alle mediterranen Kräuter wie Rosmarin, Thymian oder Basilikum.
Alle Kräuter der Saison sind erlaubt, die Dir schmecken.

Zubereitung:

Bereite das Gemüse vor, indem Du es gut wäscht, putzt und in kleine bis mittelgroße Stücke schneidest.
Setze das Wasser jetzt in einem großen Topf mit dem Gemüse auf dem Herd auf. Gebe nun bitte alle Kräuter hinzu und lass die Nährstoffe von dem Vital-Food gut ziehen, indem Du den Topf für ca. 1 Stunde auf dem Herd sanft köcheln lässt. Füge nun Gewürze und vielleicht noch weitere Kräuter nach Geschmack hinzu.

Nach ca. 1,5 Stunden Kochzeit bei niedriger Temperatur siebst Du das ausgekochte Gemüse ab und füllst die Flüssigkeit in einen Behälter, den Du am besten in den Kühlschrank stellst. Von dieser Brühe kannst Du an den Fastentagen soviel trinken, wie Du willst.

Tipp:
Trinke die heiße Gemüsebrühe immer als warme Mahlzeit zwischendurch aus einer schönen Tasse. Die Suppe wärmt Dich von innen auf. Liebst Du nochmals die frische Zugabe von Kräutern wie Schnittlauch und Co? Hier darfst Du die Gemüsebrühe stets so veredeln, wie es Dir behagt:

Guten Appetit!

Jetzt habe ich Dir dargestellt, was Du an den Fastentagen alles zu Dir nehmen darfst. Um es auf den Punkt zu bringen: Wenn Du fastest darfst Du trinken, was das Zeug hält. Genieße dabei vor allem Brühe, Wasser und Tees in vollen Zügen. Wie sieht es in Sachen Kaffee, Espresso oder Cappuccino aus?

Koffeinhaltige Getränke solltest Du an den Fasten-Tagen möglichst vermeiden. Meine Empfehlung hierbei lautet wie folgt: Achte auf Dich und Deinen Körper, was Dir beim Fasten guttut. Eine Tasse Malzkaffee mit einem Schuss Milch ist besser verträglich als ein Espresso oder eine Tasse Filterkaffee. Mit Milch solltest Du an den Fastentagen (auch als Zusatz im Kaffee) sehr sparsam umgehen.

WAS IST EIN NO GO AN FASTENTAGEN?

-
-
-
-
- - Normale Lebensmittel und Gerichte

- Süßigkeiten und Snacks aller Art

- Trinke bitte möglichst verträgliche Getränke wie Tee, vermeide jedoch Weinschorlen, fertige Drinks aus dem Supermarkt (auch Diät-Shakes und Co) und natürlich Alkohol und, wenn möglich, Nikotin. Fasten heißt Verzicht

- Entgehe jeder Versuchung, Riegel oder „schnelle Gerichte" zu essen.

Wie kannst Du die Fastentage gut für Dich nutzen, ohne ans Essen zu denken? Das erkläre ich Dir später noch ausführlicher in meinem Buch. Fasten heißt, enthaltsam zu leben. Besinne Dich an den Fastentagen auf andere Dinge wie Deine Arbeit, lange Spaziergänge, schöne Unternehmungen und vieles mehr, was Dich nicht an die Nahrungsaufnahme denken lässt.

Doch nun genug zu den Fastentagen! Übrigens: Die Fastentage laufen immer gleich ab, egal in welchem Rhythmus Du für Dich Intervallfasten praktizierst.

Ich komme nun zu den Tagen, an denen Du essen darfst. Bei der 5-2 Methode sind es immer 5 ganze Tage, an denen Du gewohnt Essenseinladungen annehmen kannst, wie es Dir in Deinem Alltag gefällt.

An den 5 Tagen empfehle ich Dir die Aufnahme von, leichten, leckeren Gerichte, auf die Du Dich jetzt schon jetzt so richtig freuen kannst. Bitte versuche jedoch, wenn Du Dein Gewicht reduzieren willst, an den 5 Tagen auf leichte Kost umzusteigen, die gesund und vollwertig ist. Achte generell immer auf eine gesunde Lebensweise ohne Alkohol und Nikotin.

Gerade in Sachen Getränken können wir alle jede Menge positiven Beitrag für unsere Gesundheit leisten, indem wir viel Wasser und Tee trinken. Vermeide süße Fruchtsäfte in großen Mengen,

Energy-Drinks (sie pushen Dich unnötig und weisen oft einen sehr hohen Gehalt an Kalorien auf) und alkoholische Cocktails.

Eine wichtige Botschaft noch am Ende dieses Kapitels: Bitte wähle die 2 Fastentage in der Woche nicht hintereinanderliegend. Am besten ist es also, Du fastest dann, wenn Du zum Beispiel sowieso beruflich unterwegs bist und abgelenkt bist. Faste dann, wenn Du aktiv bist – das hilft Dir beim Durchhalten.

Viele Menschen wählen zum Beispiel immer den Dienstag und Freitag als Fastentage aus. Hier können sie anderweitig viele Dinge erledigen, die Tage liegen weit genug auseinander und sparen das Wochenende aus.

Am Wochenende hingegen möchten viele Menschen Essenseinladungen annehmen oder sich kaum in Sachen Food einschränken. Bei zwei in der ganzen Woche gut aufgeteilten Fastentagen ist es für viele Menschen recht leicht, ihren Stoffwechsel umzustellen und systematisch und mit Sinn und Verstand zu fasten.

Bitte wähle auch Du (wie viele Menschen) bei der 5-2 Methode genau den Rhythmus, der zu Dir und zu Deinen Lebensgewohnheiten passt. Bereits am Anfang der Woche kannst Du in einem fest vorgegebenen Plan, der zum Beispiel auf Deine Arbeitstage abgestimmt ist, dann fasten, wenn es Dein Alltag gut zulässt.

Zwei hintereinanderliegende Fastentage stellen hingegen eine oft zu extreme Belastung für Deinen Körper dar und sind auf Dauer nicht empfehlenswert. Schließlich ist es schön, sich nach einem Fastentag wieder auf leckere Mahlzeiten so richtig zu freuen, oder?

Tipp:

Die Durchführung der 5-2 Methode eignet sich gerade für Menschen, die im Job stehen, ganz hervorragend. Sie können die 2 Fastentage oft so in ihren Alltag integrieren, wie es dem beruflichen Alltag entspricht. Was spricht dagegen, bei langen Meetings, im Berufsalltag, in dem Du keine Geschäftsessen vereinbart hast, sich voll und ganz auf die Arbeit und nicht aufs Essen zu konzentrieren? Genau deshalb ist Fasten in Intervallen bei vielen erfolgreichen Geschäftsleuten mehr als beliebt. Hast auch Du die Methode für Dich schon getestet?

FASTE AN JEDEM ZWEITEN TAG

Nun stelle ich Dir, wenn Du bereits die ersten Erfahrungen in Sachen Intervallfasten für Dich gesammelt hast, die Methode der Profis vor. Sie fasten jeden zweiten Tag!

Die Art der Kur ist sehr leicht im Alltag durchzuhalten, wenn Du Dich schon an die Fastentage gewöhnt hast. Du kannst die am Vortag zu üppig ausgefallenen Mahlzeiten so sehr gut wieder ausgleichen.

Bitte trinke an den Fastentagen, wie bereits dargestellt, immer ausreichende Mengen an Flüssigkeit. Achte stets auf Dich und Deine Gesundheit – das ist nicht nur beim Fasten das A und O.

Damit Du konsequent und effektiv die Fastentage durchhalten kannst, erfährst Du in meinem Buch noch ein paar wichtige Tipps und Tricks zu diesem Thema.

Wichtig ist es zum Beispiel, am Abend der Fastentage nicht in Fress-Attacken vor dem Kühlschrank zu enden. Das würde all Deine Erfolge des Fastens schlagartig zerstören.

Bitte bleib stark – mit dieser Art des Intervallfastens kannst Du Dich am nächsten Tag wieder auf leckere Mahlzeiten freuen. Denke daran, dass das Gewicht schmelzen soll, oder?

Genau deshalb stelle ich Dir in meinen Rezeptvorschlägen eine gute Auswahl an Gerichten vor, die Dir sicher perfekt schmecken.

Tipp:

Diese Methode 1-2 für Profis kannst Du beliebig lange durchhalten, wenn Du an Gewicht verlieren willst. Achte darauf, dass Dein Stoffwechsel gut arbeitet und Du stets voller Elan und Schwung auch an den Fastentagen Deinen Alltag meisterst.

Du denkst, Du könntest an Kreislaufbeschwerden an den Fastentagen leiden? Bitte süße Deine Tees, meist kannst Du den Hunger durch ausreichende Flüssigkeitszufuhr gut eindämmen. Ein Esslöffel Leinöl in feinen Gemüse-Säften sorgt für den Energie-Schub zwischendurch.

Außerdem solltest Du stets nur so fasten, wie es Deiner Gesundheit dienlich ist. Wenn Du Dich also unwohl fühlst oder zu stark abnimmst – bitte unterbrich die Kur sofort. Ohnehin sollten in meinen Augen nur absolut gesunde Menschen fasten und sich mit Diäten beschäftigen.

MAHLZEITEN AUSFALLEN LASSEN DER SCHLÜSSEL?

Manche Menschen nutzen ohnehin schon das Erfolgsrezept vom Intervallfasten automatisch in ihrem kompletten Alltag, indem sie regelmäßig einfach Mahlzeiten ausfallen lassen.

Ist es dabei nicht mehr als schlüssig und normal, wenn wir Menschen nach einer Einladung bei Freunden, bei der wir uns die Teller mit Vorspeise, Hauptgericht, Dessert und Kuchen am Nachmittag so richtig vollgeladen haben, am Abend und vielleicht am nächsten Morgen nichts mehr essen möchten?

Für mich hat es einen entscheidenden Vorteil, wenn wir Mahlzeiten in Form von Intervallfasten ausfallen lassen: Wir lernen dabei wieder, auf unseren Körper zu hören. Sollten wir nicht alle, im Sinne von „back to the roots" wieder auf unsere Gefühle hören und dann essen, wenn wir Appetit verspüren?

Lasse Mahlzeiten ausfallen, wenn Du keinen Hunger verspürst. Lerne bitte dabei wieder sehr intensiv auf Dich und Deinen Körper zu hören. Der Vorteil vom Fasten ist es ohnehin, dass wir bei ausreichender Trinkmenge in der Regel kaum Hunger verspüren werden. Somit sind die Fastentage für viele Verbraucher sehr leicht durchzuhalten.

Egal, ob Du das Mittag- das Abendessen oder Dein Frühstück ausfallen lässt: Diese Form von Fasten kann Dir, je nach Alltagssituation, durchaus immer dabei helfen, auf natürliche Art und Weise Dein Gewicht zu regulieren.

Allerdings empfehle ich Dir: Überfresse Dich niemals bewusst an einer Mahlzeit am Tag, indem Du nicht mehr mit dem Essen aufhören willst. Diese Art der Ernährung „hopp oder top", mit immer zu viel auf einmal oder gar nichts mehr, belastet Deinen Magen zu sehr.

Schließlich willst auch Du Dich sicher nicht mit Völlegefühl und Magendruck ständig im Alltag selbst quälen, oder? Genau deshalb sollte es nicht permanent stattfinden, dass Du Mahlzeiten ausfallen lässt, weil Du ansonsten viel zu viel isst. Damit ist weder Dein Gewicht reguliert, noch für Deine Gesundheit und Lebensfreude viel gewonnen!

Tipp:

Lerne auf natürliche Art und Weise Dein Hunger- und
Sättigungsgefühl wieder ganz neu kennen. Damit wirst Du
auf Dauer an Lebensqualität gewinnen und wieder lernen,
was Hunger und Sättigung ausmacht. Viel Erfolg dabei!

DEIN FASTENTAG -
SO DURCHHALTEN

Wie in meinem Buch bereits ausführlich dargestellt, ist der Fastentag nicht nur der „dumme Tag, an dem Du nichts essen darfst" - ganz im Gegenteil: Fasten bedeutet Entschlackung, Entgiftung und eine Auszeit für Deine Seele. An diesem Tag kannst Du Dich gedanklich mit ganz anderen Dingen als mit Lebensmitteln beschäftigen.

Meine Erfahrung für sinnvoll gestaltete Fastentage ist: Lerne an diesem Tag den Fokus auf Dich und andere Dinge zu setzen. Gerade erfolgreiche, schlanke Menschen, die oft beruflich unterwegs sind, können Fastentage gut mit einem reichhaltigen Arbeitstag verbinden.

Wenn Du ohnehin unterwegs bist und Dich mit Geschäftsreisen, Meetings oder Kundenterminen beschäftigst, bist Du abgelenkt und denkst kaum ans Essen. Auch wenn Du die Gemüsebrühe nicht überall mitnehmen und erwärmen kannst: Leichte Gemüsesäfte, Wasser und Tee gibt es an allen Orten der Welt zu kaufen.

Wenn Du dennoch ab und an den Hunger zwischendurch verspürst, haben sich folgende Ideen für den Fastentag für mich erfolgreich bewahrheitet:

*Lenke Dich ab – gehe raus an die Natur. Lange Spaziergänge haben Menschen schon in der Historie stets dabei inspiriert, zu sich zu finden und sich auf das Wesentliche zu besinnen: Auf ihre eigene Gesundheit!

*Gönne Dir die Getränke bewusst, schmeckt die leicht salzige Gemüse-Brühe nicht ganz anders als ein leichter Obstsaft (am besten selbst zubereitet) mit Wasser vermischt

*Durch Fasten kannst Du Deine Geschmacksnerven wieder neu testen: Wenn Dir Wasser zu langweilig erscheint, versetze das Wasser mit einem guten Schuss Zitronensaft oder ein paar Ingwerscheiben. Das kurbelt auf natürliche Art und Weise zusätzlich den Stoffwechsel an.

*Welche Kräutertees kennst Du? Schmeckt ein kleiner Teelöffel Honig oder Ahornsirup nicht besonders fein im Kräutertee nach einem

ausgiebigen Walk in der Natur oder nach einer Meditation am Abend? Besinnung, Meditation und Fasten gehören einfach zusammen!

*Denke an das Ziel vor Augen, wenn Du durchhalten willst. Erfüllt es Dich nicht mit großem Stolz, wenn Du stark bleibst, Du Dich schlank und vital fühlst und dabei sogar das ein oder andere Kilo verlieren wirst?

*Fasten hilft Dir dabei, Deinen Körper von Giften zu befreien und innerlich immer wieder zu reinigen. Denke, wenn Du einen Durchhänger verspürst, stets daran, welche Vorteile Fasten für Dich mit sich bringt.
Die innere Reinigung kann Dein Hautbild klären, Dich seelisch weiterbringen und Dich am nächsten Tag wieder sehr besonnen und bewusst genießen lassen.

Die Fastentage gestalten sich natürlich nicht von ganz alleine. Ohne Dein Zutun wirst Du wohl kaum diese Tage meistern. Doch – es ist wie immer im Leben: Jeder kleine Aufwand, den Du aus einer bewussten Entscheidung heraus für Dich betreibst, lohnt sich auf Dauer für Dich!

Denk daran: Du schaffst es! Du willst es! Du bist stark!

Beschäftige Dich an den Fastentagen nicht mit Rezepten und Essen. Genau diese Freiheit ermöglicht Dir viele Eintrittskarten, Dich mit schönen Dingen zu befassen und Dich mit liebevollen Menschen zu umgeben. Geh ins Kino, unternimm Dinge, die Dir Freude bereiten. Beschäftige Dich mit Dir selbst und geh raus an die Natur. Stürze Dich in Arbeit, wenn es Dir am Fastentag gut tut. Ablenkung ist das halbe Leben.

**Schon jetzt wünsche ich Dir dabei:
Viel Spaß!**

VORTEILE VOM INTERVALLFASTEN

Viele Vorteile vom Intervallfasten hast Du, liebe Leserin und lieber Leser, sicherlich schon selbst erkannt. Die Tatsache, dass Du mein Buch bis hierher gelesen hast zeigt mir, dass Dich das Thema Intervallfasten wirklich beschäftigt. Glückwunsch zu dieser Entscheidung, denn Fasten nach einem bestimmten Rhythmus bringt wirklich sehr viele Annehmlichkeiten mit sich.

In meinen Augen besteht einer der Hauptvorteile darin, dass Du Dich nicht mit Verboten oder lästigem Kalorienzählen auseinandersetzen musst. Du selbst behältst das Heft in der Hand, wie Deine individuellen Fastentage in Deinen Alltag zu integrieren sind.

In der 5-2 Methode finden vielen Menschen den goldenen Mittelweg, wie sie über viele Monate hinweg sinnvoll fasten und dadurch auch abnehmen können, ohne sich an strenge Normen und Regeln halten zu müssen.

Durch Fasten kurbelst Du Deinen Stoffwechsel an, aktivierst dadurch Deine Organfunktionen und kannst Dein Hautbild verbessern. Verzicht bedeutet, dass sich Dein Magen und die Darmflora erholen können, außerdem sagen viele Menschen, die in Intervallen fasten, Sätze wie:

„Ich habe nie Hunger an den Fastentagen, da sich mein Körper und Geist stets darauf einstellt, dass am Fastentag nur viel getrunken wird."

„Ich liebe es, nicht auf den Schweinebraten meiner Frau zu verzichten und mich bei Familienfeiern kulinarisch verwöhnen zu lassen. Mit Fastentagen bleibe ich trotzdem schlank, fit und nehme ab, ohne auf Genuss zu verzichten."

„Durch Fasten habe ich wieder gelernt, was guten, natürlichen Geschmack ausmacht. Ein geriebener Apfel aus Deutschland, den ich mir manchmal am Abend auch an einem Fastentag mit etwas Zitronensaft gönne, schmeckt einfach lecker und intensiv!"

„Ich bestimme selbst, wann ich meine Fastentage einlege! Dann muss ich mich nicht mir aufwendigen Rezepten auseinandersetzen oder für teure Diät-Shakes viel Geld ausgeben!"

An diesen Zitaten, die ich für Dich gesammelt habe, siehst Du schon recht viele Vorteile vom Fasten in festen Rhythmen.

Außerdem finde ich es gut, sich im Sinne der Nachhaltigkeit wieder mit dem Ursprung unseres Lebens zu beschäftigen. Vor vielen Jahren war Nahrung noch viel mehr Genuss als heute.

Wir stopfen uns nicht ohne Sinn und Verstand mit Konservierungsstoffen voll und wir Menschen lernten wieder, auf unseren Körper und unsere tiefsten Bedürfnisse zu hören.

Was ist Hunger, was ist Durst, wann sind wir müde? Wie lecker schmeckt eine natürliche Mahlzeit, die nicht immer sofort verfügbar ist? Fragen über Fragen....

Durch Intervallfasten findest Du Antwort auf diese Fragen. Diese Antworten machen Dich glücklich, innerlich reich und lassen Dich achtsamer mit Dir selbst umgehen.

In meinen Augen sind die Zauberworte in unserer schnelllebigen Zeit: Achtsamkeit und Entschleunigen! Durch Fasten lernst Du wieder, Dich ganz neu zu entdecken und bewussten, liebevollen und achtsamen Umgang mit Dir zu pflegen.

Keine Frage – Verzicht auf Dauer ist nicht immer schön und leicht im Alltag durchzustehen. Genau

deshalb hat Intervallfasten auch nur bestimmte Zeiten, in denen Du Verzicht üben sollst. An den anderen Tagen sei Dir das Stück Torte, der Eisbecher mit Sahne oder die Pizza bei Deinem Lieblingsitaliener mehr als gegönnt.
Guten Appetit!

Ist das nicht ein genialer Vorteil einer speziellen Kur oder Diät?
Fasten hat Tradition und Sinn! Viele Vorteile vom Intervallfasten liegen auf der Hand, nicht nur, wenn Du das ein oder andere Kilo an Dir purzeln sehen willst.

Tipp:
Du erkennst Deine Vorteile des Fastens vor allem daran, indem Du mit dem Intervallfasten Schritt für Schritt beginnst. Sicher weißt auch Du dann recht schnell, wie Dein Körper darauf reagiert und wie Du für Dich persönlich Deinen Körper und Deine Seele durch die Fastentage bereicherst. Wer weiß – vielleicht entdeckst Du persönlich noch Vorteile beim Fasten, die hier noch nicht aufgelistet sind? Finde heraus, welche positiven Aspekte vom Fasten für Dich überwiegen.

NACHTEILE BEIM INTERVALLFASTEN?

Ja, du benötigst bald neue Kleider , Grins!

Es ist, wie so oft im Leben: Kein Vorteil ohne Nachteil. Deshalb will ich hier in meinem Buch somit Intervallfasten nicht nur glorifizieren. In der Tat gibt es einige Tücken vom Fasten, weil es sich einfach „nicht von alleine fastet".

Hierin besteht, in meinen Augen, der hauptsächliche Nachteil der Fastentage. Fasten bedeutet, seinen inneren Schweinehund zu überwinden und mit Disziplin und Durchhaltevermögen seinen Alltag zu meistern. Nicht jeder kann am Fastentag dem Schnittchen, das der Kollege anbietet, weil er seinen Geburtstag feiert, widerstehen.

Doch – Du hast es selbst in der Hand, stark zu bleiben und Deine Fastentage so zu legen, dass Du keine Diskussionen führen musst oder dann verzichten sollst, wenn es Dir besonders schwer fällt.

Außerdem sollten nur gesunde Menschen mit dem Fasten in Intervallen beginnen. Jeder, der an Untergewicht, Herz-Kreislaufbeschwerden oder an anderen Organstörungen leidet, sollte tendenziell nicht mit der Fasten-Kur beginnen.

Doch dieser Sachverhalt ergibt sich aus jeder Diät – bespreche bitte im Vorfeld ggf. mit Deinem Arzt, welche Art von Fasten für Dich in Frage kommt. Manchmal kann jedoch fasten und eine bestimmte Ernährungsumstellung auch gerade den Erfolg gegen eine Krankheit versprechen. Bespreche Dich einfach mit einem Experten.

Intervallfasten bedeutet Verzicht, nicht jeder Mensch kommt damit klar, an bestimmten Tagen nichts essen zu dürfen. Manchmal rebelliert unser Körper, wenn wir unter Stress stehen, und schreit an den Fastentagen nach fester Nahrung. Ob dies für Dich einen Nachteil darstellt, kannst Du nur selbst für Dich herausfinden.

Manche Menschen leben die Fastentage und die Tage mit fester Nahrung sehr extrem aus, was ich Dir im Grundsatz keinesfalls empfehle. Zuckerbrot und Peitsche – schwarz oder weiß!

Das heißt: Diese Menschen stopfen sich am einen Tag (dem Ess-Tag) mit 2 Stücken schwer verdaulichen Torten und einem fetten Burger am Abend voll, um den darauffolgenden Fastentag gut zu überstehen.

Dass dann der Magen und vielleicht auch Deine Darmfunktionen rebellieren, liegt auf der Hand.
Der Nachteil, dass Du vielleicht Fasten in bestimmten Rhythmen nicht richtig verträgst, entsteht vor allem dann, wenn Du Deinen Alltag nicht vernünftig mit den Fastentagen ausschmückst.

Alles, was Deinen Körper mit „hüh und hott" zu sehr belastet, kann nicht gesund sein.
Wenn dann Fasten in genauen Rhythmen nicht funktioniert, ist jedoch nicht die Tatsache vom Fasten daran Schuld, sondern dass viele Menschen das Thema nicht richtig interpretieren.

Genau aus diesem Grunde stelle ich Dir in meinem sehr wichtigen, nächsten Kapitel viele leckere Rezeptvorschläge vor, wie Du an den Ess-Tagen Dein Food so kreativ und gesund gestaltest, damit Du mit einem sinnvollen Ernährungsplan gut und vital Deinen Alltag meisterst.

Tipp:
Du siehst – wenn es Nachteile vom Intervallfasten geben
sollte, kannst Du diese selbst durch eine vernünftige aber
auch disziplinierte Lebensweise wieder ausgleichen.
Außerdem kann jeder Mensch, der merkt, dass ihm Fasten
gar nichts bringt und ihm nicht guttut, sofort wieder mit
den Fastentagen aufhören. Allerdings sage ich Dir: Wenn
Du richtig fastest, wirst Du sicher Deine Leidenschaft, wie
so viele Menschen, dafür entdecken!

15 REZEPTE UND IDEEN ZUM INTERVALLFASTEN

Ernährungsplan mit vielen leckeren Rezepten – die Grundlage für jede gesunde Lebensweise

In diesem wichtigen Teil findest Du viele Tipps und Tricks für Deinen Alltag, damit Du mit feinen Gerichten für ein gesundes Leben sorgst.

Mein Ernährungsplan hat nicht nur strenge Rezepte, sondern auch viele Tipps und Ideen, wie Du mit gesunden Zwischenmahlzeiten gut und kulinarisch wertvoll durch Dein Leben schreitest. Alle Rezepte sind, wenn nicht anders deklariert, für eine Person berechnet.

Was ist das Gute an meinem Ernährungsplan? Du kannst mit allen Rezepten so variieren und diese beliebig untereinander austauschen. Intervallfasten hat eben nichts mit strengen Regeln und Normen zu tun.

FRÜHSTÜCKREZEPTE

Der beste Start in den Tag bietet ein gesundes Frühstück. Hier liefere ich Dir einige Ideen, die sowohl zu Süßschnäbeln, zu Veganern oder auch für viele andere Menschen passen, die eine deftige Mahlzeit am Morgen brauchen.

Allgemeine Tipps zum Ernährungsplan in Sachen Frühstück:

Bitte achte darauf, dass Du am Morgen vital und voller Elan in den Tag startest. Gesunde Lebensmittel wie Müsli, Obst oder leckere Vollkornbrötchen mit Käse belegt sind besser, als sich die Kirsch-Schnitte oder die Mohnschnecke beim Bäcker mitzunehmen und diese „To Go" aus der Tüte im Bus zu verzehren.

Achte bitte, im Sinne einer wertvollen Ernährung, stets darauf, dass an allen Tagen, an denen Du beim Fasten essen darfst, Dein Tag gesund und wertvoll startet.

Mit Obst- und Gemüse Zutaten kannst Du immer so variieren, wie es der Saison entspricht und dass es Dir schmeckt.

Bitte ernähre Dich abwechslungsreich. Liefert hier nicht jedes Rezept einer vollwertigen Mahlzeit die beste Grundlage dafür?

1. FEINES ENGLISCHES FRÜHSTÜCK

Zutaten für 4 Personen:

8 Eier
Salz und Pfeffer
1 EL Butter
8 Stück kleine Brat- oder Räucherwürste
4 Scheibe Speck
4 Fleischtomaten
2 mehlige Kartoffel
frische Petersilie, Rosmarin und mediterrane Kräuter nach Geschmack
1 EL vollmundiges Pflanzenöl
4 Scheiben Vollkornbrot

Zubereitung:

Schäle die Kartoffeln und schneide die Bratwürste in kleine Stücke. Erhitze nun in einer heißen Pfanne (die Butter soll dabei fein schmelzen) das Fett und röste die Kartoffeln an, lasse diese bei mittlerer Temperatur fast gar ziehen.

Gebe die aufgeschlagenen Eier nun hinzu und würze alles in der Pfanne mit den Gewürzen und den Kräutern. Nun gibst Du die Bratwurst Stücke hinzu.

Jetzt nimmst Du eine weitere Pfanne und brätst die Speckscheiben an.

Gebe die feinen Tomatenscheiben zum Speck und würze diese Speise in der Pfanne. Serviere die Speckscheiben mit den Tomaten jeweils auf einer Scheibe Vollkornbrot neben dem appetitlich angerichteten Teller, auf dem Du die feine, englische Eierspeise mit Würstchen servierst.

Guten Appetit!

Tipp: Wenn Du kein Vollkornbrot magst, kannst Du gerne, wie die Engländer auch, frisch getoastetes, gebuttertes Weißbrot zu dem Frühstück servieren.

2. GRÜNER SMOOTHIE MIT AVOCADOS

Zutaten:

60 g Avocado
30 g junger Blattspinat
70 g Banane
2 Datteln
Wasser nach Bedarf

Zubereitung:

Bitte zerkleinere die entkernte Avocado und schäle die Banane. Gebe nun die geschälten Bananenstücke sowie die weiche Avocado mit den entkernten Datteln und dem Blattspinat in einen Becher, in dem Du mit dem Pürierstab das Food perfekt zu einem Smoothie pürieren kannst. Je nach Geschmack darfst Du zum Drink Wasser hinzufügen oder, wenn Du magst, den Smoothie sogar mit 1-2 EL Joghurt Natur verfeinern.

Tipp: Die Zutaten eines Smoothies kannst Du natürlich, je nach Saison, auch variieren. Wichtige Ideen dazu liefere ich Dir in meinem Buch.

3. FEINES FORELLEN-BROT MIT PAPRIKASCHOTEN

Zutaten für 2 Personen:

4 Scheiben Dinkelbrot oder anders Vollwertbrot
1 EL Butter
1 große Paprikaschote
75 g Forelle, geräuchert
1 EL frische Kresse oder Dillzweige, Petersilie nach Geschmack

Für das Topping
20 g Erdbeergelee
1 Zitrone
1 rote Chilischote
Salz, frischer Pfeffer aus der Mühle

Zubereitung:

Bitte bestreiche die Brotscheiben mit der Butter und richte das Filet der Forelle ansprechend auf dem Brot an. Schneide die Paprika in feine Streifen und gebe diese auf das Brot.

Jetzt darfst Du aus den Zutaten das Topping zubereiten: Vermenge dazu die Marmelade mit den Gewürzen, dem Zitronensaft und der Chili-Schote.

Die exotische süß-scharfe Note der Marinade passt hervorragend zum Fisch. Gebe nun das

Topping zum Brot, indem Du es in einem kleinen Schälchen separat servierst.

Wie heißt es so schön? Das Auge isst schließlich mit!

Tipp: Wer keinen Fisch am Morgen mag, kann natürlich die Brote auch mit leckerem Käse oder etwas Schinken belegen. Das exotische Topping passt zu vielen deftigen Gerichten.

Guten Appetit!

4. LECKERES BANANENBROT MIT BLAUBEEREN

Zutaten:

100 g weiche Margarine oder Butter
1 Pack Vanille-Zucker
200 g brauner Zucker
3 mittelgroße Eier
250 g Mehl gesiebt
1 PK Backpulver
1 sehr reife Banane
300 g geraspelte Zucchini
150 g Joghurt-Natur oder Sojajoghurt
100 g gemahlene Mandelkerne
200 g frische Heidelbeeren
evtl.50 g frische Heidelbeeren zur Dekoration des Kuchens

Zubereitung:

Was ist der große Vorteil an diesem saftigen Kuchen? Er bleibt für viele Tage frisch und schmeckt der ganzen Familie nicht nur zum Frühstück. Wie funktioniert das Backen des Bananenkuchens, der auch unter dem Begriff Bananenbrot voll und ganz im Trend der Zeit liegt?

Verrühre das Fett in einer großen Rührschüssel und schlagt es nach und nach mit dem Zucker schaumig. Füge schrittweise die aufgeschlagenen

Eier, den Vanillezucker, den Joghurt und das gesiebte Mehl hinzu. Bitte warte mit der Mehlzugabe, bis die Eier-Fett-Masse schön locker und schaumig geschlagen, goldgelb glänzt. Menge das Backpulver unter, am Schluss hebst Du die Zucchini, die weich gedrückte Banane und die 200 g Blaubeeren unter den Teig.

Fülle die Masse in eine gefettete und melierte Form (Kastenform) und backe das Bananenbrot bei ca. 175 Grad für 30-40 Minuten im bereits vorgeheizten Backofen. Das Bananenbrot im Ofen erkalten lassen und ggf. noch lauwarm verzehren.

Als Deko kannst Du dem Kuchenteller ein paar Blaubeeren hinzufügen, die du am Tellerrand, mit etwas Puderzucker bestäubt, dekorativ anrichtest.

Tipp: Wer möchte, darf das Bananenbrot mit einem dicken Schoko-Guss überziehen. So hält es sich für viele Tage saftig und frisch

5. FRISCHER OBSTSALAT MIT APRIKOSEN UND BEEREN

Zutaten:

4 Aprikosen
30 g Erdbeeren
1 Apfel
100 g Galia Melone oder Zuckermelone, je nach Geschmack
2 EL feiner Joghurt nach Geschmack, möglichst naturbelassen
2 EL frisch gepresster Orangensaft

Zubereitung:

Wasche die Beeren, den Apfel und die Aprikosen, schäle die Melone und schneide alle Früchte in kleine, mundgerechte Stücke. Füge den Joghurt und den Zitronensaft hinzu und richte Dir in einer ansprechenden Bowl den feinen Fruchtsalat an. Tipp: Diese Vitamin-Bombe am Morgen kannst Du natürlich perfekt mit verschiedenen, anderen Zutaten wie Brombeeren, Ananas, Mangos oder saisonalem Obst nach Belieben variieren. Je frischer Du den Obstsalat genießt, desto besser!

MITTAGESSEN REZEPTE

Das Essen am Mittag war zu früheren Zeiten oft die wichtigste Mahlzeit des Tages. Hier traf sich die Familie, um miteinander zu reden. Außerdem hatte der Ursprung eines reichhaltigen Mittagessens noch folgende Vorteile: Dein Körper hatte hierbei stets Zeit, den Rest des Tages das Essen gut zu verarbeiten und zu verdauen.

In unserer schnelllebigen Zeit geht oft das Mittagessen unter. Wir möchten schnell in der Kantine essen, um wieder unserer Arbeit nachzugehen. Die Kinder kommen zu unterschiedlichen Zeiten aus der Schule. Deshalb kannst Du natürlich auch alle Gerichte als Abendessen zubereiten – eine These darf, in meinen Augen, jedoch nicht untergehen:

Einmal am Tag sollte die Familie zusammen essen, denn essen bedeutet Austausch und Genuss für alle. Natürlich dürfen auch alle Singles sich zumindest eine Mahlzeit am Tag sehr bewusst und mit Bedacht gönnen und sich dazu an einen appetitlich gestalteten Tisch setzen. Ich wünsche jetzt schon:

Guten Appetit

Tipp für die Mittags-Kantine:

Bitte greife auch in der Kantine zu gesunden, leckeren Zutaten nach der Saison. Gute Kantinen liefern eine große Auswahl an Food, damit jeder Menschen seinen individuellen Gaumenspaß erleben darf.

6. TOMATENREIS MIT FEINEM DORSCH

Zutaten für 4 Personen:

Für den Tomatenreis
60 g rote oder weiße Zwiebeln
50 g Sellerie
2 EL vollmundiges Pflanzenöl
50 g Tomatenmark mit Basilikum
300 g weißer oder roter Reis, je nach Geschmack
100 ml weißer Kochwein
1 Dose (400 g) Passierte Tomaten
250 g Gemüsefond
100 g rote Paprikaschoten
40 g griechische Oliven

Für den Dorsch

500 g Dorschfilet
1 TL Saft einer Zitrone
40 g Butter
1 EL gehackte Kräuter wie Petersilie, Schnittlauch oder Dill
Salz und frischer Pfeffer aus der Mühle

Zubereitung:

Schäle die Zwiebeln, putze die Paprika und den Sellerie und schneide das Gemüse in feine Würfel.

Erhitze nun das Fett und brate das Gemüse an, gebe das Tomatenmark und die passierten Tomaten hinzu.

Jetzt darfst Du der Pfanne den Reis hinzufügen. Nun gießt Du die Pfanne mit dem Weißwein und dem Fonds auf und lässt den Reis bissfest in der noch flüssigen Masse garen.

Wenn die Flüssigkeit während dem Köcheln komplett verdunstet ist, fügst Du die Oliven hinzu und schmeckst den Tomatenreis nach Geschmack mit Kräutern und Gewürzen ab.

Nun beträufelst Du den Dorsch mit Zitronensaft und würzt diesen, lass die Marinade gut einziehen. Erhitze die Butter in der Pfanne und brate den Dorsch erst kross an, bevor Du ihn in der Pfanne gut durchziehen lässt. Im Anschluss fügst Du die feinen Kräuter hinzu.

Der Fisch ist dann gar, wenn er innen noch leicht glasig ist. Jetzt darfst Du auf dem Tomatenreis den Dorsch servieren, dazu schmeckt ein kleines Glas trockener Weißwein.

Tipp: Der mediterrane Tomatenreis kann, gerade im Sommer, mit frischen Gartenkräutern wie Salbei oder Rosmarin veredelt werden. Wer den Reis solo genießen will, findet in diesem Gericht eine vollwertige Speise, die auch mit ein wenig Parmesankäse bestreut hervorragend schmeckt!

7. PFIFFERLING-PFANNE MIT FEINEM KÄSE

Zutaten für 2 Personen:

600 g Pfifferlinge
1 Zwiebel
1 Knoblauchzehe
1 EL Butter
1 Zweig Rosmarin
2-3 Zweige Thymian
Schwarzes Meersalz

100 g Käse zum Bestreuen wie Gouda, Emmentaler oder Parmesan
2 Vollkornsemmeln oder Brotscheiben nach Geschmack
1 EL Butter zum Bestreichen

Zubereitung:

Schäle die Zwiebeln und den Knoblauch, putze und säubere die Pilze. Natürlich kannst Du, wenn Du willst, gerne andere Pilze wie Steinpilze oder Braunkappen verwenden, um dieses leckere Gericht zuzubereiten.

Jetzt brätst Du Zwiebeln und Knoblauch in Pfanne an, gebe die Pilze hinzu und achte darauf, dass das Gericht den Biss behält. Würze nun die Pilzpfanne mit Kräutern und Gewürzen nach

Geschmack und bestreue die Pfanne mit dem Käse, den Du locker untermengst.

Die Pilzpfanne schmeckt mit feinem Brot, das Du im Vorfeld mit der Butter bestreichst. Guten Appetit! Tipp: In einer guten Teflon-Pfanne kannst Du alle Gemüsegerichte sehr fein und schnell zubereiten.

8. BIO-RINDERSTEAK MIT FRISCHEM GARTENSALAT

Zutaten:

180 g Rindersteak in guter Bio-Qualität
50 g gemischter Blattsalat wie Rucola, Endivien,
Eisbergsalat oder Chinakohl
5 Cherrytomaten
3 Radieschen
1 Möhre
6 Zweige Thymian
1 Zweig Rosmarin
3 EL feines Pflanzenöl
2 EL Balsamico
Salz und Pfeffer nach Geschmack

Zubereitung:

Putze alle Zutaten für den Salat und schneide diese in mundgerechte Stücke.

Wenn Du die Möhren gut mit heißem Wasser abspülst, musst Du diese nicht schälen.

Jetzt erhitzt Du das Fett in einer Pfanne und legst das bereits gewürzte Rindersteak ins Öl (1 EL vom Pflanzenfett).

Inzwischen richtest Du alle Zutaten für den Salat in einer Bowl an. Bereite ein Dressing aus dem restlichen Öl, dem Balsamico, den Kräutern und Gewürzen zu und mariniere den gemischten, großen Salat mit der Marinade. Das gebratene Steak schneidest Du nun in feine Streifen und genießt es direkt auf dem Salat angerichtet.

Tipp: Rindfleisch ist sehr eisenhaltig und dadurch für jeden guten, vollwertigen Ernährungsplan Gold wert.

9. FRITTATA-PFANNE MIT FEINEM SALAT

Zutaten für 2 Personen:

Für die Frittata
8 Eier
200 ml Sahne
100 g Käse wie Parmesan
200 g fein gewürfelte Tomatenstücke oder Cherrytomaten
1 Frühlingszwiebel
1 EL Pflanzenöl nach Geschmack

Für den Salat
300 g Salatgurke
1 Karotte
1 Paprikaschote
1 Frühlingszwiebel
4 EL Kürbiskernöl
Saft einer Zitrone
2 EL Apfelessig
1 TL Dillspitzen
1 TL feine Sesamkörner
Salz und Pfeffer frisch aus der Mühle

Zubereitung:

Schlage die Eier in einer großen Schüssel auf, gebe die Sahne und alle Gewürze hinzu. Jetzt erhitzt Du in einer großen Pfanne, die sich auch für den Backofen eignet, das Fett und brätst die geschnittenen Frühlingszwiebeln darin an. Gebe die Eier-Sahne Mischung nun die Pfanne und menge die Tomatenstücke unter. Bestreue das Gericht in der Pfanne mit dem Käse und schiebe die Frittata bei ca. 170 Grad für ca. 30-40 Minuten in den Backofen.

Die Frittata ist dann fertig, wenn sie goldgelb glänzt und der Käse eine leichte Kruste zeigt.

Alle Zutaten für den Salat schneidest Du jetzt in kleine, mundgerechte Stücke, nachdem Du das Gemüse geputzt und gewaschen hast. Mariniere den feinen Salat jetzt mit dem Dressing, das Kürbiskernöl sorgt hierbei für einen besonders intensiven Geschmack.

Wenn die Frittata fertig ist, kannst Du diesen in Tortenstücke schneiden und noch heiß zu dem Salat servieren. Wetten, dass dieses Gericht ohne Fleisch der ganzen Familie und auch Gästen schmeckt?

Tipp: Apfelessig beschleunigt den Stoffwechsel und gilt als mehr als gesund

10. SÜßE CREPES SCHOKOLADEN-SAUCE O. PFLAUMEN

Zutaten für 3-4 Personen:

150 g fein gesiebtes Mehl
2 große Eier
1 Prise brauner Zucker
250 ml Vollmilch
etwas Butterschmalz zum Ausbacken der Crepes

Marmeladen, Fruchtmus, Ahornsirup, Fruchtkompott, Puderzucker und gehackte Nüsse nach Geschmack

Zubereitung:

Verquirle alle Zutaten zu einem sämigen und glatten Teig, indem Du Eier mit Flüssigkeit und Zucker verrührst und erst nach und nach das Mehl zugibst. Der Teig muss sehr flüssig sein. Jetzt erhitzt Du das Schmalz in einer Pfanne und backst möglichst viele, sehr dünne kleine Crepes darin aus. Wer möchte, kann natürlich auch ein Crepe-Eisen für diesen Zweck verwenden.

Die heißen Crepes schmecken zu allen süßen Brotaufstrichen wie Schokoladen-Creme, Marmeladen oder feinem Ahornsirup. Du willst es gesünder und mit weniger Zucker? Selbst zubereitetes Apfel- oder Pflaumenmus als Zutat zum heiß servierten Gericht schmeckt vollmundig und gesund. Guten Appetit! Tipp: Wenn Du willst, darfst Du die Crepes gerne mit Puderzucker, gehackten Mandel- oder Pistazienkerne bestreuen. Dieses Gericht schmeckt auch allen Kindern!

Mit diesen einfachen Rezepten kannst Du Deinen Ernährungsplan so variieren, damit Du mit Genuss und Freude Abwechslung auf Deinen Speiseplan zauberst. In meinen Augen solltest Du nicht nur beim Mittagessen darauf achten, Dich mit Zutaten der Saison zu ernähren, die den Gedanken der Nachhaltigkeit unterstützen.

ABENDESSEN REZEPTE

Was solltest Du auch beim Intervallfasten in Sachen Abendessen beachten? Bitte esse am Abend nicht zu viel – das belastet den Magen und Darm. Nicht selten können wir nicht gut schlafen, wenn wir zu spät, zu üppig und zu fettreich essen.

Mit meinen Ideen für Gerichte findest Du sicher für Dich genau die richtigen Rezepte, damit Du kulinarischen Genuss mit einem gesundem Ernährungsplan perfekt im Einklang miteinander verschmelzen lassen darfst.

Du wirst auch an diesen Rezepten merken:
 Auch am Abend solltest Du Dir ein leckeres Gericht gönnen, das Du vollumfänglich in Deinen Alltag integrieren kannst.

 Bitte achte darauf, dass Du an allen Ess-Tagen in etwa auf die Menge an Kalorien achtest, die Du zu Dir nimmst. Vor allem wenn Du mit Intervallfasten

Dein Gewicht reduzieren willst, zählt die gesamte Nährstoffaufnahme über Tage und Wochen hinweg betrachtet.

11. RUMPSTEAK MIT SÜßEM CHUTNEY

Zutaten für 2 Personen:

Für das Chutney mit Zwiebeln:
20 g rote Chilischoten
2 Rosmarinzweige
2 große, rote Zwiebeln
30 braune Kandiswürfel
4 EL feiner Essig
200 ml Wasser

Für die Steaks:
4 Rosmarinzweige
2 Knoblauchzehen
4 Rumpsteaks (à 250 g)
2 EL feines Pflanzenöl
4 EL Butter
Salz und Pfeffer zum würzen

Zubereitung:

Für das Chutney erhitzt Du den Zucker in einer Pfanne und lässt diesen karamellisieren. Gieße jetzt mit 200 ml Wasser die Mischung auf und lasse diese leicht einkochen.

Jetzt fügst Du die Chiloschoten-Kerne und die gewürfelten Zwiebeln sowie den Rosmarin hinzu. Am Ende erfolgt die Zugabe von Essig, das dem

Chutney die nötige Säure schenkt. Lass die Mischung im Topf auskühlen.

Jetzt legst Du die Rumpsteaks in den Kräutern ein, gibst ein wenig Öl hinzu und würzt das Fleisch nach Belieben. Lass die Marinade gut in jede einzelne Fleischfaser einziehen.

Nun erhitzt Du 2 EL Öl und brätst das Fleisch zuerst sehr scharf an, um es im Anschluss so durchzubraten, wie es Dir schmeckt (englisch, medium oder durch). Serviere nun das intensiv schmeckende Kräuter-Rumpsteak mit dem Chutney.
Dazu schmecken Pommes frites aus dem Backofen oder Salzkartoffeln.

Tipp: Frischer Rosmarin schmeckt sehr intensiv und unterstützt stets eine gesunde Lebensweise.

12. GEB. KÜRBIS SAHNE HÄHNCHEN-FLEISCH

Zutaten für 3-4 Personen:

400 g Butternut Kürbis
500 g Hähnchenbrustfilet
200 ml Sahne
100 ml Fonds oder Gemüsebrühe
2 Schalotten
1 Knoblauchzehe
100 g Parmesan-Käse oder Edamer
1 EL feines Öl
1 EL Butter
1 Bund Thymian
1 TL Gewürze wie Kurkuma, Salz, Paprika, Salz, Pfeffer und Koriander nach Geschmack

Zubereitung:

Schäle den Kürbis und entkerne diesen. Bereite die Schalotten und den Knoblauch so vor, dass Du diesen in einer Pfanne in Würfel geschnitten gut anbraten kannst.

Das Fleisch schneidest Du in mundgerechte Stücke. Jetzt erhitzt Du in einer Pfanne das Öl, fügst die Schalotten, den Knoblauch und die kleinen Kürbis-Stücke hinzu.
Nun darfst Du mit der Sahne und dem Fonds das Gericht aufgießen und es mit Gewürzen und Kräutern nach Geschmack abschmecken.

Gib die Butter, den Käse und den Thymian auf die Pfanne und stelle die Kürbis-Pfanne mit dem Hähnchen-Fleisch bei ca. 175 Grad für ca. 10 Minuten in den Backofen.
Das herrlich herbstlich-winterlichen Abendgericht schmeckt Jung und Alt.

Tipp: Wenn Du Hokkaido-Kürbis anstatt den Butternut verwendest, musst Du diesen nicht im Vorfeld schälen. Guten Appetit!

13. SCHNELLE LACHS-SPAGHETTI

Zutaten:

125 g Spaghetti
2 TL Pesto selbstgemacht
30 g Sahne oder Sauerrahm
1-2 Scheiben feiner Räucherlachs
etwas Basilikum oder Dill

Zubereitung:

Koche die Spaghetti in einem großen Topf im Salzwasser bissfest.
Vermenge die heißen Nudel jetzt mit dem Pesto und dem in Stücke gezupften Räucherlachs. Vollende das Gericht mit der Sahne, mische die mediterranen Kräuter hinzu und menge in einem Nudelteller alle Zutaten gut miteinander durch.

Tipp: Die Spaghetti kannst Du natürlich auch jederzeit als Mittagsgericht genießen und diese sogar im Büro in der Mikrowelle erwärmen.

14. VOLLKORNBRÖTCHEN FRISCHKÄSE & GEMÜSE

Zutaten:

1 großes Vollkornbrötchen
frisches Gemüse nach Saison. Es eignen sich Tomaten, Radieschen, Gurken, Paprikaschoten. Je mehr gesundes Gemüse Du zu Dir nimmst, desto besser!
2 EL   Kräuter-Frischkäse oder Hüttenkäse
etwas   Tomatenmark oder wahlweise 1 EL Butter & frische Kresse

Zubereitung:

Dieses schnelle Gericht eignet sich in meinen Augen vor allem für alle Singles, die sich am Abend keine allzu aufwendigen Kochrezepte zumuten möchten. Wie funktioniert´s?
Teile das Brötchen in der Mitte, bestreiche es wahlweise mit Tomatenmark oder der Butter.
Jetzt gibst Du die Radieschen, die Gurkenscheiben oder anders Gemüse der Saison nach Geschmack hinzu.
Bestreue Dein leckeres Brötchen mit Kresse und, nach Geschmack, mit Salz und Pfeffer.

Tipp: Vollkornbrot hält Dich lange satt, Gemüse füllt den Magen, ohne zu belasten. Genau deshalb ist dieses Abendessen perfekt, um am nächsten Tag zu fasten.

15. CHILI CON CARNE NACH MEXIKANISCHER ART

Zutaten für 6 Personen:

1 kg gemischtes Hackfleisch
300 g in Würfel geschnittene Zwiebeln
500 g gewürfelte Tomaten aus der Dose oder frisch
etwas Chili, Knoblauch, Salz, Cayenne-Pfeffer, feines Öl und frischer Pfeffer
aus der Mühle
1 kleine Tube Tomatenmark
800 g Kidneybohnen aus der Dose
500 g Mais aus der Dose oder in TK-Ware
500 ml Brühe
300 g rote Gemüsezwiebeln in kleinen Ringen

Zubereitung:

Was ist an diesem Rezept das Highlight? Chili con Carne schmeckt immer besser, je öfter es aufgewärmt wird. Somit eignet sich dieses Rezept auch für alle Singles, die sich gerne an einigen kommenden Tagen so richtig schöne satt essen möchten.

Bitte erhitze in etwas Öl, das Du in einen großen Topf gibst, das Hackfleisch, die Zwiebeln und brate alles scharf an. Gebe das Tomatenmark und alle anderen Zutaten (außer die Bohnen und den

Mais) hinzu.
Nachdem Du alles kross angebraten hast, gieße in den Topf die Brühe und lass das Chili gut köcheln.

Am Ende würzt Du das Gericht mit den Gewürzen nach Geschmack und gibst am Ende die abgetropften Bohnen und Maiskörner hinzu.
Wer möchte, kann die roten Gemüsezwiebeln weglassen – in meinen Augen kann es jedoch in Sachen Chili nie genug nach scharfen und milden Zwiebeln schmecken. Tipp: Serviere das abgeschmeckte Chili gern mit einem Klecks Sauerrahm oder Sahne.

Wer will, darf 1-2 Scheiben Brot zu diesem mexikanischen Gericht genießen.

Guten Appetit!

LECKERE ZWISCHENGERICHTE

Intervallfasten lässt viele Sünden zwischendurch zu. Wie bereits in meinen Buch häufig erwähnt, kannst Du an den Ess-Tagen das genießen, was Du willst. Mit dem Fastentag gleichst Du schließlich alles wieder aus, oder?

Zum Abschluss dieses Kapitels liefere ich Dir jetzt allerdings sehr konkrete Vorschläge mit den ungefähren Nährwertangaben, damit Du erkennst, welche Zwischengerichte für Dich sinnvoll erscheinen. Bitte versuche stets, einen gesunden Ernährungsplan mit großen Genuss im Alltag miteinander zu verbinden. Gelingt Dir das perfekt?

Hier ein paar Beispiele:

*Ein Stück gedeckter Apfelkuchen ohne Sahne mit Bisquit-Teig zubereitet: ca. 250-280 kcal.

*250 ml Fruchtbuttermilch aus dem Supermarkt: ca. 180-200 kcal (bitte lese die Angaben auf der Verpackung).

*1 großer Apfel: ca. 120 Kalorien, je nach Sorte.

*1 kleiner Milch-Shake (250 ml) aus der Fast-Food Kette, mit Eis zubereitet: ca. 350-400 kcal.

*3 Vollkornkekse aus dem Bio-Laden: ca. 100 kcal.

*3 Kugeln Sahne-Eis aus der Eisdiele: ca. 300 kcal.

*300 g Gemüse-Sticks mit frischem Dipp (Kräuterquark) ca. 80 kcal.

*1 Glas Fruchtsaft von 250 ml: ca. 100 kcal.

An dieser Übersicht erkennst Du schnell:
Gesundes Food wie Obst, Gemüse und vor allem gesunde Getränke (Wasser, Tee und dünne Saftschorlen) passen sehr gut in jeden Ernährungsplan, der auf eine gesunde Lebensweise ausgerichtet ist.
Natürlich hast Du stets selbst in der Hand, was Du wann essen willst.

Tipp:
   Bitte gewöhne Dir an, dass Du mit Sinn und Verstand saisonales Food genießt. In unserer schnelllebigen Welt entstehen viele Fehlernährungen, weil wir „To Go" aus der Pappschüssel überteuertes Food essen, das wir nebenbei zu uns nehmen.
Das Bewusstsein für gutes, leckeres Essen geht dabei leider gesellschaftlich völlig verloren. Möchtest auch Du step by step die Chance mit dem Intervallfasten dafür nutzen, zu einer gesunden Lebensweise zurückzukehren?

MEIN PERSÖNLICHES SCHLUSSWORT

In meinem Ratgeber über Intervallfasten hast Du sicherlich jetzt viele Dinge erkannt, die über die Gewichtsreduktion weit hinausreichen. Schnelle Diäten gehören längst der Vergangenheit an, wenn Du auf Dauer Fehlernährungen vermeiden willst.

Ist es nicht viel sinnvoller, sich auf Dauer eine gesunde Lebensweise anzugewöhnen, die Dich auch in Sachen Fasten in bestimmten Rhythmen ein großes Stück nach vorne bringen wird?

Ich wünsche Dir jetzt schon: Viel Erfolg beim Intervallfasten!

Deine Aurora

IMPRESSUM

www.ingramcontent.com/pod-product-compliance
Lightning Source LLC
Chambersburg PA
CBHW051212250726
48655CB00006B/2362